SUR GRIN VOS CONNAISSANCES SE FONT PAYER

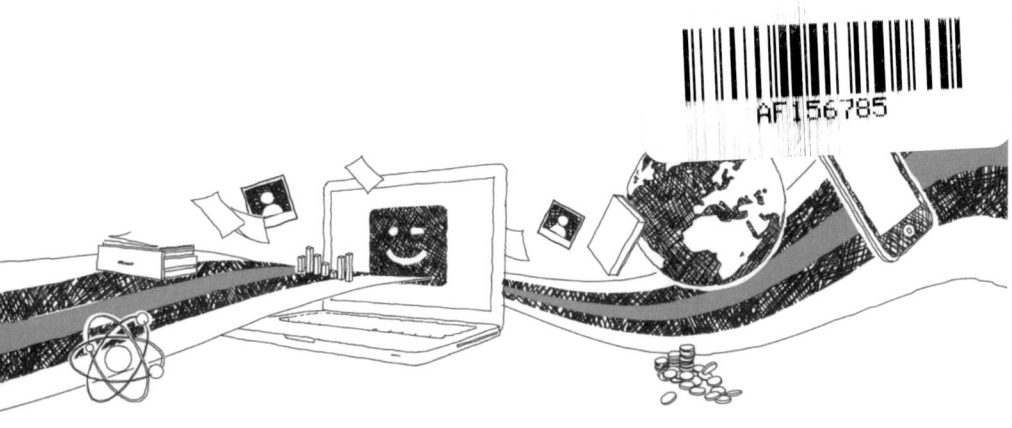

- Nous publions vos devoirs
  et votre thèse de bachelor et master

- Votre propre eBook et livre –
  dans tous les magasins principaux du monde

- Gagnez sur chaque vente

Téléchargez maintentant sur www.GRIN.com
et publiez gratuitement

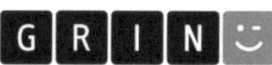

Aperçu sur la fumigation à base de plantes médicinales dans le contexte du nouveau coronavirus (COVID-19)

Salem Benamara

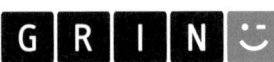

Bibliographic information published by the German National Library:

The German National Library lists this publication in the National Bibliography; detailed bibliographic data are available on the Internet at http://dnb.dnb.de.

ISBN: 9783346380463
This book is also available as an ebook.

© GRIN Publishing GmbH
Nymphenburger Straße 86
80636 München

Print and binding: Books on Demand GmbH, Norderstedt, Germany
Printed on acid-free paper from responsible sources.

The present work has been carefully prepared. Nevertheless, authors and publishers do not incur liability for the correctness of information, notes, links and advice as well as any printing errors.

GRIN web shop: https://www.grin.com/document/1003202

Salem BENAMARA

Aperçu sur la fumigation à base de plantes médicinales dans le contexte du nouveau coronavirus (COVID-19)

Overview on medicinal plants-based fumigation in the context of the novel coronavirus (COVID-19)

Table des matières

1

Résumé

En médecine, comme dans d'autres sciences, la nature reste pour l'homme la première source d'inspiration pour déduire des lois et des protocoles de soins. Même si ces déductions ne sont pas théorisées dans les sociétés traditionnelles, elles sont néanmoins préservées sous le vocable de savoir-faire local. Celui-ci englobe la médecine naturelle ou le « savoir-soigner » traditionnel que l'Organisation Mondiale de la Santé soutient lorsque la pratique en question est scientifiquement fondée. C'est ainsi que la Chine dont la médecine traditionnelle est mondialement connue, reconnue mais surtout enseignée, 90 % des patients atteints par le nouveau coronavirus (COVID-19) sont traités par la médecine traditionnelle en combinaison avec la médecine conventionnelle, parfois après échec de cette dernière. Parmi les protocoles sanitaires alors utilisés figure la désinfection par fumigation. En réalité, la fumigation à base de plantes à des fins médicinales, de croyances spirituelles et autres est une pratique qui se confond avec l'histoire de l'humanité. Mais elle est peu étudiée. Le but de la présente communication est de présenter un aperçu sur la fumigation à base de plantes médicinales (ou simplement fumigation) dans le contexte de l'actuelle pandémie du COVID-19 en se servant pour cela des dernières publications sur le sujet.

Mots clés: Coronavirus (COVID-19), désinfection, fumée, fumigation, huile essentielle, inhalation, médecine traditionnelle, plante médicinale, vapeur.

Abstract

In medicine, as in other sciences, nature remains for humans the primary source of inspiration for deducing laws and treatment protocols. Even if these deductions are not theorized in traditional societies, they are nevertheless preserved under the name of local know-how. This encompasses the traditional medicine that the World Health Organization supports when the practice in question is scientifically founded. Thus, in China, whose traditional medicine is known worldwide, recognized but above all taught, 90% of patients with the new coronavirus (COVID-19) are treated by traditional medicine in combination with conventional medicine, sometimes after failure of the latter. Among the sanitary protocols then used is disinfection by fumigation. In fact, herbal fumigation for medicinal purposes, spiritual beliefs and others is interlinked with the human history. But it is little studied. The aim of this communication is to provide an overview on medicinal plants-based fumigation medicinal (or simply fumigation) in the context of the current pandemic of COVID-19 using the latest publications on the subject.

Keywords: Coronavirus (COVID-19), disinfection, smoke, fumigation, essential oil, inhalation, traditional medicine, herbal medicine, steam.

3

Introduction

En médecine, comme dans d'autres sciences, la nature reste pour l'homme la première source d'inspiration pour déduire des lois et des protocoles de soins. Même si ces déductions ne sont pas théorisées dans les sociétés traditionnelles, elles sont néanmoins préservées sous le vocable de savoir-faire. Celui-ci englobe la médecine naturelle ou le « savoir-soigner » traditionnel que l'Organisation Mondiale de la Santé soutient lorsqu'il est scientifiquement fondé [1]. C'est ainsi que la Chine dont la médecine traditionnelle est mondialement connue, reconnue mais surtout enseignée, 90 % des patients atteints par le coronavirus sont traités par la médecine traditionnelle en combinaison avec la médecine conventionnelle, parfois après échec de cette dernière [2]. En fait, l'urgence sanitaire a poussé les chercheurs à explorer au maximum les substances thérapeutiques naturelles lesquelles forment la trame de la médecine traditionnelle chinoise [3].

Dans le cas du traitement des infections respiratoires, le phénomène de résistance aux médicaments incite les chercheurs à développer de nouveaux composés thérapeutiques plus efficaces, les composés naturels représentant à ce propos une alternative de choix [4]. De plus, l'intérêt pour les médecines alternatives sûres et naturelles ne cesse d'augmenter en raison des préoccupations des consommateurs concernant la toxicité des produits chimiques de synthèse [5]. Dans cet ordre d'idées, l'utilisation d'extraits aromatiques ou de fumées de plantes est un processus courant en médecine traditionnelle [4]. Ce qui est aussi intéressant de noter comme avantage de cette forme de traitement est l'effet direct de ces molécules volatiles sur les voies respiratoires [4].

Dans le cas des huiles essentielles, des auteurs mettent en garde contre la dangerosité de certains produits du commerce [6]. En revanche, d'autres chercheurs soulignent la faible toxicité comme justement un des avantages des huiles essentielles contenues dans les produits naturels [4]. Enfin, il semble que la toxicité est fonction du type de produits chimiques

4

présents dans les huiles essentielles et de la formation de différents types de radicaux à différentes conditions comme la présence ou l'absence de la lumière [5].

Concernant la combustion des plantes à des fins médicinales et surtout de désinfection du milieu ambiant, peu d'études sont disponibles dans la littérature scientifique. Ceci dit et comme pour les vapeurs, l'inhalation des fumées issues de la combustion de plantes médicinales sélectionnées est largement utilisée dans la médecine traditionnelle [7]. En rapport avec la propagation du COVID-19 en Afrique du Sud, une étude ethnobotanique réalisée donc très récemment relève que malgré la disponibilité de rapports très documentés sur l'utilisation de plantes d'Afrique australe pour traiter les maladies virales respiratoires, le domaine est mal exploré par la communauté scientifique à des fins de vérification et de validation [8]. Dans cette même étude, les auteurs ont relevé plus d'une dizaine de plantes utilisées contre les infections grippales sous forme d'inhalation de fumées. Cette pratique est aussi pratiquée dans certains endroits de Kabylie (c'est le cas partout en Algérie et en Afrique du nord où la procédure est désignée par *avekher, lebkhoor...*) où nous avons recueilli quelques témoignages sur l'inhalation, entre autres, de fumées de pédoncules et de peaux de gousses d'ail sec pour traiter les infections grippales. Notons que des préparations à base de plantes contre les maladies respiratoires ont été vendues dans les pharmacies avant qu'elles ne soient retirées du marché en 1992 [9].

En principe, toutes les plantes odorantes peuvent convenir pour la fumigation. Toutefois, la composition chimique qualitative et quantitative des vapeurs et des fumées produites dépend de la nature de chaque plante et des conditions de réalisation de la fumigation.

Pour éviter tout amalgame, il est utile dès à présent de distinguer les fumées aromatiques et médicinales des fumées toxiques qui se dégagent du brûlage non contrôlé des décharges sauvages, véritables nids à poisons. Aberration à laquelle il est urgent d'apporter une solution. A ce propos, même en Europe, où l'éveil des citoyens sur la protection du cadre de vie est de mise, la mortalité pour cause de COVID-19 est en corrélation positive avec le niveau de pollution lequel varie d'une région à l'autre [10].

Le but de la présente communication est de présenter un aperçu sur la fumigation à base de plantes médicinales dans le contexte de l'actuelle pandémie du nouveau coronavirus en se servant pour cela des dernières publications sur le sujet.

A propos de la fumigation

Définition

Le dictionnaire de l'Académie française définit deux sens pour la fumigation :

i) Action d'exposer à la fumée ou à la vapeur de certaines substances chimiques des objets, des lieux que l'on veut désinfecter, assainir.

ii) Procédé thérapeutique consistant à exposer certaines parties du corps à la fumée ou à la vapeur de substances médicamenteuses, ou à faire respirer ces vapeurs, ces fumées au malade.

Dans la médecine indienne (l'ayurvéda), on retrouve la même définition juste qu'à la place des substances chimiques on parle de formulations pharmaceutiques définies c'est à dire à base d'herbes, de produits d'origine animale (peau, cheveux, os, corne, etc.) et de minéraux [11]. En réalité, la fumigation à base de plantes à des fins médicinales, de croyances spirituelles et autres est une pratique qui se confond avec l'histoire de l'humanité et qui se perpétue de nos jours.

Certes, les processus de formation de fumées et de vapeurs ne sont pas régis par les mêmes principes physico-chimiques mais il s'agit dans les deux cas de matières à l'état gazeux se caractérisant par un fort pouvoir de diffusion.

Cas de la Vapeur

Aspect pratique

Il s'agit en fait de la vapeur d'eau enrichie en substances volatiles des plantes. C'est le principe de la distillation par entrainement à la vapeur. Nous avons assez développé les lois qui régissent ce phénomène dans une étude bibliographique sur les infusions végétales et qui est en cours d'expertise (Communication personnelle). Nous nous contenterons ici de rappeler très brièvement quelques aspects théoriques qui déterminent la pratique des vapeurs à des fins d'inhalation ou de désinfection d'une atmosphère environnante. Cette pratique est un processus simple à mettre en œuvre (Figure 1).

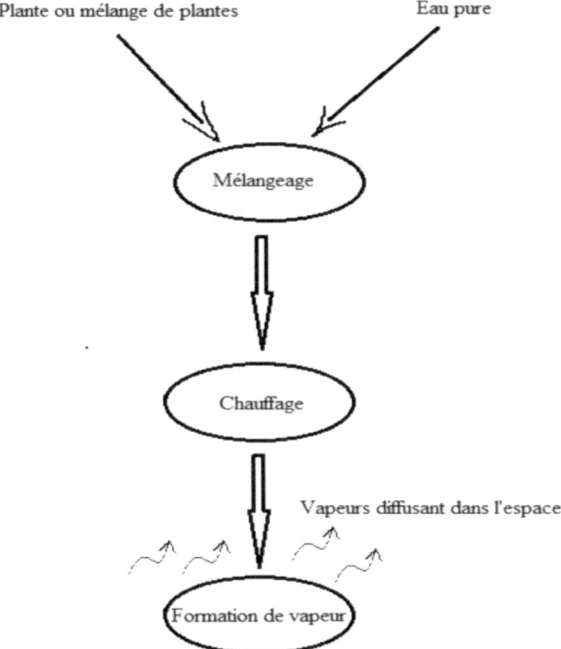

Figure 1: Processus de formation de vapeurs médicinales.

On notera que le mode de chauffage du mélange eau/plantes détermine un mode de préparation particulier (infusion ou décoction). La préparation consiste à verser une eau bouillante sur la masse végétale (infusion) ou à porter à ébullition le mélange eau/masse végétale pendant une durée déterminée (décoction), le but final étant d'obtenir un extrait c'est-à-dire une eau enrichie de diverses molécules bioactives des plantes et destinée : i) soit à la consommation (non traitée ici), et/ou ii) à servir comme source de vapeurs diffusant dans le milieu environnant à des fins d'inhalation et/ou de purification du milieu ambiant (objet de la présente communication).

On montre facilement que la fraction molaire d'une substance volatile quelconque *i* dans la phase vapeur (Y_i) est fonction de sa pression de vapeur à l'état pur (P_{i0}), de sa fraction molaire dans la phase liquide (X_i), de son coefficient d'activité (γ_i) et de la pression totale du mélange gazeux (P_t), conformément à la relation suivante:

$$Y_i = (P_{i0}.X_i.\gamma_i)/P_t = (P_{i0}.a_i)/P_t$$

où, a_i est l'activité de la substance donnée c'est-à-dire sa disponibilité à réagir ou encore le degré de ses interactions avec d'autres substances dans la solution.

De cette relation il vient qu'une molécule est d'autant plus abondante dans la phase vapeur que sa pression de vapeur et sa concentration dans la bouilloire sont élevées ce qui peut se faire en augmentant la température de la bouilloire et/ou la proportion de la plante correspondante dans le mélange initial. Au même temps, cette concentration est dans une relation inverse avec la pression totale ce qui a surtout une importance pratique dans la distillation sous vide et aussi, comme nous l'avons déjà effleuré dans une autre communication personnelle déjà évoquée plus haut, dans la consommation des infusions végétales chaudes. Quant au coefficient d'activité, il reste une caractéristique propre pour chaque composé. Précisons enfin que selon la technique mise en œuvre (décoction ou infusion), la température n'évolue pas de la même manière : elle baisse graduellement pour l'infusion tandis qu'elle aura plutôt tendance à augmenter concernant la décoction du fait de la loi de l'ébulliométrie.

Aspect médicinal

L'inhalation de vapeur d'eau en elle-même est un remède maison largement utilisé pour soulager les symptômes d'une infection par le rhume [12]. Par ailleurs, en médecine conventionnelle, l'inhalation de médicaments est aussi beaucoup appliquée dans le traitement des maladies des poumons comme l'asthme [13]. Dans le cas des infusions ou de décoctions de plantes médicinales, les vapeurs formées contiennent, en plus de la vapeur d'eau, diverses molécules bioactives dont les huiles essentielles principalement. Ces dernières regroupent en fait la fraction volatile des métabolites secondaires des plantes dont surtout les monoterpènes et les sesquiterpènes [14]. Un tel mélange (vapeur d'eau et huiles essentielles) est de nature à favoriser un effet synergique bénéfique sur l'organisme humain. Il a été rapporté que les huiles essentielles peuvent nettoyer les sites récepteurs cellulaires de multiples particules indésirables comme les médicaments et autres perturbateurs de la communication intercellulaire, contribuant ainsi au processus d'élimination des toxines par les émonctoires comme les reins, les poumons, la sueur, etc. [15]. En plus des autres activités biologiques, les huiles essentielles ont une activité antivirale. Concernant la toxicité, il semblerait que celle-ci concerne surtout les huiles essentielles du commerce du fait de leurs concentrations élevées en certains de leurs composants. Même si ces composants toxiques peuvent être présents dans les vapeurs préparées chez soi, un effet délétère reste, de notre point de vue, peu probable tenant compte de : i) la faible concentration en huiles essentielles dans les plantes utilisées, et ii) la dilution dans l'atmosphère de ces molécules.

Concernant les applications possibles dans le cas particulier du nouveau coronavirus, quelques études sont apparues conséquemment à cet événement. Utilisant la modélisation informatique, Sharma et Kaur [16] ont montré une liaison efficace entre les molécules bioactives des huiles essentielles de l'eucalyptus, la jensénone tout spécialement, et la principale protéinase virale du nouveau coronavirus, enzyme intervenant dans la reproduction de ce dernier. De leur côté, Kumar et al. [17] ont révélé les effets inhibiteurs de 10 huiles essentielles du géranium et du citron sur l'enzyme de conversion de l'angiotensine 2 des cellules épithéliales des poumons, bloquant ainsi l'invasion de celles-ci par le nouveau coronavirus. Les autres publications en rapport avec celui-ci sont des revues bibliographiques sur les propriétés biologiques des huiles essentielles et les perspectives de leurs utilisations contre la pandémie actuelle. Ont été alors soulignés : i) les composés volatiles à action directe, stimulante et immunomodulatrice [18], et ii) le caractère lipophile de ces composés c'est-à-dire leur capacité à traverser la membrane virale d'une part [19] et la barrière hémato-encéphalique d'autre part [20].

Cas de la fumée

Aspect pratique

La fumée est obtenue par combustion de plantes préalablement séchées. Comme la vaporisation, cette combustion ne nécessite pas d'équipements particuliers (Figure 2).

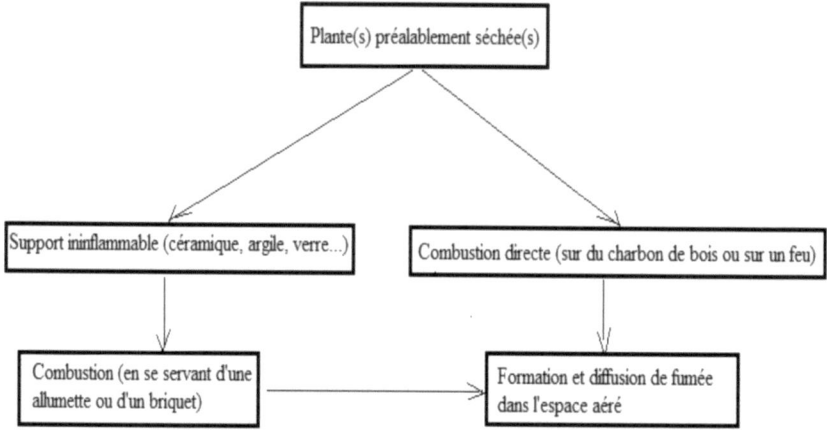

Figure 2 : Processus de formation de fumées médicinales (inspiré d'un document en ligne [20])

Les mécanismes physicochimiques qui entrent en jeu sont complexes. Il est en général bien établi que la composition chimique des fumées issues de la combustion d'une plante dépend de l'espèce de cette dernière, de sa quantité, de sa géométrie, de son humidité et des conditions environnementales [22]. Même dans le cas du brûlage des feuilles et/ou de fleurs de plantes aromatiques qui suppose des températures élevées, contrairement à la vaporisation, il faut s'attendre aussi à la libération, en plus des arômes, des gaz toxiques suite à la décomposition de la matière organique par pyrolyse, conséquence d'une combustion non contrôlée. C'est pourquoi il est recommandé d'assurer une aération des lieux pour prévenir les risques d'intoxication [21]. Il est peut être utile de rappeler à ce propos la technique du fumage. Cette dernière consiste en l'emploi de la fumée de « qualité alimentaire » de certains bois et elle a pour but l'aromatisation et la conservation de la viande et du poisson. Mais le

11

processus de combustion (jusqu'à 400 °C) du bois est ici bien étudié et maitrisé contrairement à la fumigation médicinale.

Aspect médicinal

Bien que l'usage des fumées à des fins médicinales ou de croyances religieuses ou autres soit très répandu dans beaucoup de cultures [7,21,23], aucune étude scientifique ne s'est intéressée à l'action thérapeutique prouvée sur les humains. Par contre, la fumigation à la moxibustion (technique d'acupuncture utilisant la fumée de l'ardoise asiatique) a été discutée en détails du point de vue aussi bien de la désinfection de l'air que des possibles applications cliniques [24].

Dans la médecine Unani (indienne), la fumigation est employée pour assainir l'espace ambiant [25]. En Chine, sur décision gouvernementale, cette variété asiatique de l'armoise a été utilisée efficacement sous forme de fumée désinfectante pour freiner la propagation du coronavirus dans les institutions médicales [26].

La première étude consacrée à la validation de l'inhalation thérapeutique de la fumée a été réalisée in vitro en 2008 sur cinq plantes médicinales d'Afrique du Sud [7]. Cette étude révèle que dans la plupart des cas, «l'extrait de fumée» obtenu après la combustion présente une activité antimicrobienne supérieure à celles des extraits de solvants organiques (méthanol et éthanol) et des huiles essentielles obtenues à partir des plantes investiguées.

En rapport avec le nouveau coronavirus, aucune étude scientifique, pour autant que nous sachions, ne s'est saisie de cette question en ce moment comme vient de le rappeler Cock et Van Vuuren [8].

Conclusion

La fumigation médicinale traditionnelle à base de plantes dans le contexte du COVID-19 suscite l'intérêt de la communauté scientifique. Sur le plan pratique toutefois, une seule publication a été consacrée, à notre connaissance, à ce sujet et concerne l'efficacité de la fumée obtenue à partir d'une espèce d'armoise asiatique utilisée comme désinfectant dans les hôpitaux chinois. Pour justement mieux valoriser, améliorer et encadrer le savoir-soigner traditionnel plus généralement, il va de l'intérêt de tous les systèmes de santé d'intégrer des parcours universitaires dédiés aux sciences de la médecine naturelle dans les termes qui restent à définir, tenant compte évidemment de la réalité sociale propre à chaque société.

Références

1. L'OMS soutient une médecine traditionnelle reposant sur des éléments scientifiques probants : https://www.afro.who.int/fr/news/loms-soutient-une-medecine-traditionnelle-reposant-sur-des-elements-scientifiques-probants?gclid=EAIaIQobChMI8fmnx_Oz7QIVh8x3Ch0UwQNdEAAYASAAEgLZwfD_BwE [Consulté le 04 décembre 2020].

2. Coronavirus : 90% des patients chinois traités avec de la médecine traditionnelle : https://www.egora.fr/actus-pro/international/56782-coronavirus-90-des-patients-chinois-traites-avec-de-la-medecine [Consulté le 10 décembre 2020]

3. Goetz P (2020) Autopsie du traitement naturel du Covid-19. Phytothérapie 18:69-70. DOI 10.3166/phyto-2020-0233

4. Pasdaran A, Pasdaran A, Sheikhi D (2016) Volatile oils: Potential agents for the treatment of respiratory infections. In: The Microbiology of Respiratory System Infections. Clinical Microbiology: Diagnosis, Treatments and Prophylaxis of Infections 1: 237-261. https://doi.org/10.1016/B978-0-12-804543-5.00016-6

5. Shaaban HAE , El-Ghorab AH, Shibamoto T (2012) Bioactivity of essential oils and their volatile aroma components: Review. J Essent Oil Res 24 (2): 203-212. http://dx.doi.org/10.1080/10412905.2012.659528

6. Nematollahi N, Kolev SD, Steinemann N (2018) Volatile chemical emissions from essential oils. Air Qual Atmos Health 11:949-954. https://doi.org/10.1007/s11869-018-0606-0

7. Braithwaite M, Van Vuuren SF, Viljoen AM (2008) Validation of smoke inhalation therapy to treat microbial infections. J Ethnopharmacol 119: 501-506. doi:10.1016/j.jep.2008.07.050

8. Cock IE, Vuuren SFV (2020) The traditional use of southern African medicinal plants in the treatment of viral respiratory diseases: A review of the ethnobotany and scientific evaluations. J Ethnopharm 262. 113194. https://doi.org/10.1016/j.jep.2020.113194

9. Raynal C (2007) De la fumée contre l'asthme, histoire d'un paradoxe pharmaceutique. In: Revue d'histoire de la pharmacie, 94ᵉ année, 353 : 7-24. doi : 10.3406/pharm.2007.6089

10. Oucher N (2020) Coronavirus COVID-19 et pollution de l'air. J Renew Energy 49 (4): 1-13.

11. Vishnuprasad C N, Pradeep NS, Cho YW, et al (2013) Fumigation in Ayurveda: Potential Strategy for Drug Discovery and Drug Delivery. J Ethnopharmacol 149(2): 409-415. https://doi.org/10.1016/j.jep.2013.07.028

12. Steam inhalation: What are the benefits? : https://www.healthline.com/health/steam-inhalation#takeaway [Consulté le 09 décembre 2020].

13. Grasmeijer N, Frijlink HW, Hinrichs WLJ (2016) An adaptable model for growth and/or shrinkage of droplets in the respiratory tract during inhalation of aqueous particles. J Aerosol Sci 93: 21-34. http://dx.doi.org/10.1016/j.jaerosci.2015.11.011

14. Sharifi-Rad J., Sureda A, Tenore GC, et al (2017) Biological activities of essential oils: from plant chemoecology to traditional healing systems-Review. Molecules 22 (70): 1-55. doi:10.3390/molecules22010070

15. Jaradat NA, Al Zabadi H, Rahhal B, et al (2016) The effect of inhalation of Citrus sinensis flowers and Mentha spicata leave essential oils on lung function and exercise performance: a quasi-experimental uncontrolled before-and-after study. J Int Soc Sports Nutr 13 (36): 1-8. DOI 10.1186/s12970-016-0146-7

16. Sharma AD, Kaur I (2020) Bioactive molecules from eucalyptus essential oil as potential inhibitors of covid 19 corona virus infection by molecular docking studies. Kragujevac J Sci 42: 29-43.

17. Kumar KJS, Vani MG, Wang C-S, et al (2020) Geranium and lemon essential oils and their active compounds downregulate Angiotensin-Converting Enzyme 2 (ACE2), a SARS-CoV-2 spike receptor-binding domain, in epithelial cells. Plants 9 (770). doi:10.3390/plants9060770

18. Patne T, Jayashri Mahore J, Tokmurke P (2020) Inhalation of essential oils: could be adjuvant therapeutic strategy for COVID-19. In J Pharm Sci Res 11 (9): 4095-4103. http://dx.doi.org/10.13040/IJPSR.0975-8232.11(9).4095-03

19. Asif M, Saleem M, Saadullah M, et al (2020) COVID‑19 and therapy with essential oils having antiviral, anti‑inflammatory, and immunomodulatory properties. Inflammopharmacology 28:1153-1161. https://doi.org/10.1007/s10787-020-00744-0

20. Ojah EO (2020) Exploring essential oils as prospective therapy against the ravaging Coronavirus (SARS-CoV-2). Iberoam J Med 04: 322-330.

21. Tout savoir sur les herbes purificatrices à brûler : https://www.chakras-shop.com/spiritualite/herbes-purificatrices-tout-

savoir/#Comment_pratiquer_cette_purification_a_base_dherbes_aromatiques [Consulté le 11 décembre 2020].

22. Romagnoli E (2014) Dynamique de combustion des végétaux et analyse des fumées émises, effets de l'échelle et du système. Chimie analytique. Université Pascal Paoli, 2014. Français. NNT: 2014CORT0011. tel-01127945

23. Rathi RB, Rathi BJ, Bhutada RS, et al (2020) Review on Role of Dhoopan in the prevention of airborne infections (COVID-19). Int J Res Pharm Sci 11 (SPL)(1): 246-252. https://doi.org/10.26452/ijrps.v11iSPL1.2706

24. Liang Y-L (2020) Thoughts on the effects of moxa smoke in the epidemic prevention. World J Acupunct Moxibustio 30: 175-177. https://doi.org/10.1016/j.wjam.2020.07.006

25. Nikhat S, Fazil M (2020) Overview of Covid-19; its prevention and management in the light of Unani medicine. Sci Total Environ 728. 138859. https://doi.org/10.1016/j.scitotenv.2020.138859

26. Jiang S, Liu Z (2020) Effect of Ay Tsao fumigation disinfection in fence system on prevention of COVID-19. Front. drug chem 3: 1-4. doi: 10.15761/FDCCR.1000146

SUR GRIN VOS CONNAISSANCES SE FONT PAYER

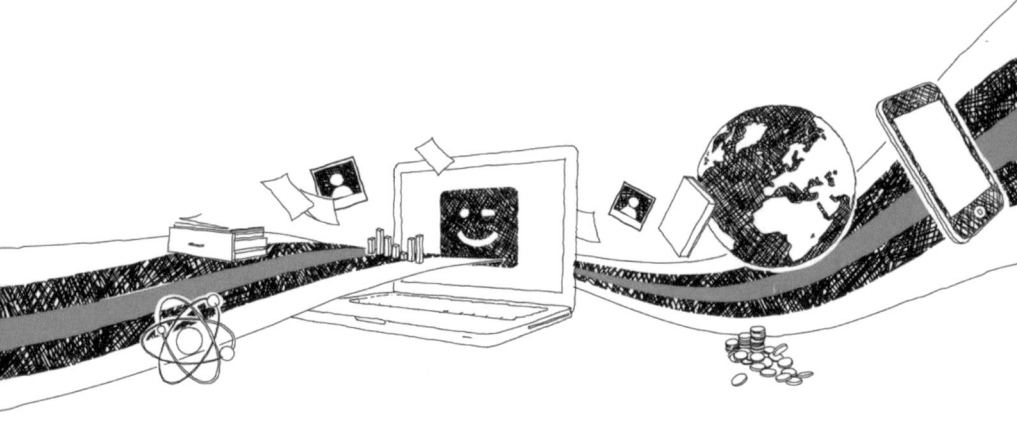

- Nous publions vos devoirs
  et votre thèse de bachelor et master

- Votre propre eBook et livre –
  dans tous les magasins principaux du monde

- Gagnez sur chaque vente

Téléchargez maintentant sur www.GRIN.com
et publiez gratuitement

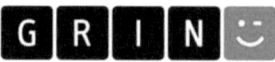